PUBLICATIONS DE LA SOCIÉTÉ FRANÇAISE D'HYGIÈNE.

SOCIÉTÉ FRANÇAISE D'HYGIÈNE

SA RAISON D'ÊTRE, SON BUT, SON AVENIR

CONFÉRENCE FAITE LE 25 MAI 1877

Dans la salle du boulevard des Capucines

PAR

M. le Dr de PIETRA SANTA

RÉDACTEUR EN CHEF DU JOURNAL D'HYGIÈNE.

PARIS

HENRY BELLAIRE, ÉDITEUR

DE LA SOCIÉTÉ FRANÇAISE D'HYGIÈNE,

71, rue des Saints-Pères, 71.

1877

LA

SOCIÉTE FRANCAISE D'HYGIÈNE

PUBLICATIONS DE LA SOCIÉTÉ FRANÇAISE D'HYGIÈNE.

SOCIÉTÉ FRANÇAISE D'HYGIÈNE

SA RAISON D'ÊTRE, SON BUT,

SON AVENIR

CONFÉRENCE FAITE LE 25 MAI 1877

Dans la salle du boulevard des Capucines

PAR

M. le Dr de PIETRA SANTA

RÉDACTEUR EN CHEF DU JOURNAL D'HYGIÈNE

PARIS

HENRY BELLAIRE, ÉDITEUR

DE LA SOCIÉTÉ FRANÇAISE D'HYGIÈNE,

71, rue des Saints-Pères, 71.

1877

SOCIÉTÉ FRANÇAISE D'HYGIÈNE

BUREAU :

Président : M. A. Chevallier, de l'Académie de médecine ;

Vice-présidents : M. Marié-Davy, directeur de l'observatoire de Montsouris ;

M. Moutard-Martin, de l'Académie de médecine, médecin de l'hôpital Beaujon ;

M. Muller, professeur à l'Ecole centrale des Arts-et-Manufactures ;

Secrétaires : M. le D^r Ch. Saffray, rédacteur scientifique du *Bien public* ;

M. le Dr P. de Pietra Santa, Rédacteur en chef du *Journal d'hygiène* ;

M. A. Joltrain, Secrétaire de la rédaction dudit journal ;

Bibliothécaire : M. le Dr Chassagne, médecin-major ;

Trésorier : M. Tréhyou, pharmacien-chimiste.

Conseil d'administration. — Paris. — MM. Durand-Claye, ingénieur des ponts-et-chaussées ;

Dr Ladreit de Lacharrière, médecin en chef de l'Institution nationale des Sourds-Muets ;

Dr Péan, chirurgien des hôpitaux ;

Dr Dominique Calvo, inspecteur des Eaux-Minérales de la Seine;

Limousin, pharmacien-chimiste;

Tollet, ingénieur civil;

Autier, ingénieur;

Dr Mallez, professeur libre de chirurgie.

Province. — MM. le Dr G. Drouineau (La Rochelle);

Dr E.-S. Maurin, directeur scientifique du *Journal des Jeunes mères* (Marseille);

Dr L. Rampal, vice-président du conseil d'hygiène (Marseille);

Dr Ménécier, directeur du *Sud médical* (Marseille);

Dr Lecâdre, vice-présid. du conseil d'hygiène (Le Havre);

Dr Levieux, — — (Bordeaux);

Dr Evrard, membre du conseil d'hygiène (Beauvais);

Dr Gilbert Trapenard, médecin à Gannat;

Dr Farina, médecin de l'hôpital de Menton;

Dr Houzé de l'Aulnoit, professeur à la Faculté de Lille.

AVIS. Les adhésions seront reçues, à Paris, au siége de la Société, 71, rue des Saints-Pères.

SOCIÉTÉ FRANÇAISE D'HYGIENE

SA RAISON D'ÊTRE, SON BUT ET SON AVENIR

*Institutions sanitaires de Londres (National health's Society
Ladies sanitary Association, Sanitary Institute de la
Grande Bretagne).*

MESDAMES, MESSIEURS,

Il faut obéir à une conviction bien ardente, bien invé-
térée, dans l'utilité et dans l'avenir d'une œuvre tout à la
fois scientifique et humanitaire, pour se présenter devant
une assistance aussi distinguée, au seul effet de dérouler
à ses yeux les phases d'une organisation qui commence à
peine, et dont l'existence possible pouvait naguère paraî-
tre encore comme une utopie aux regards des plus clair-
voyants.

Mais deux mobiles soutiennent ma résolution et mon
énergie ; d'une part le souvenir du bienveillant accueil que
j'ai toujours reçu dans cette enceinte ; d'autre part, la
pensée que j'accomplis un devoir : ouvrier de la première
heure, soldat discipliné, j'obéis aux ordres du modeste
Président qui marche à notre tête et je me souviens qu'a-
vant de devenir un savant illustre et respecté, il a porté
bravement le mousquet aux jours des grandes luttes de
notre épopée nationale.

Vous avez tous nommé, Mesdames et Messieurs, le pro-
esseur Alphonse Chevallier.

Sans prétendre discuter ici toutes les définitions que les auteurs les plus recommandables ont données de l'hygiène, je tiens à vous faire connaître celle, un peu longue mais cependant bien exacte, du D* Guy, adoptée dans le livre classique de Winter Blyth, le Dictionnaire de la santé publique (Dictionnary of public health).

L'hygiène est l'art de conserver la santé, de prolonger la vie, et de démontrer comment l'espèce humaine peut être perpétuée et développée dans les meilleures conditions possibles de perfection. L'hygiène est *publique* ou *privée*; privée lorsqu'elle concerne l'homme pris individuellement; et publique quand elle concerne les hommes pris en masse, en population.

Pour le D* Guy, l'hygiène publique est une science qui s'occupe des personnes de tout rang, de tout âge et de l'un et l'autre sexe. Elle comporte leurs maisons d'habitations, leurs habitudes et genres de vie, la nourriture qu'elles absorbent, l'eau qu'elles boivent et l'air qu'elles respirent.

L'hygiène publique s'occupe des enfants à l'école, du laboureur aux champs, de l'ouvrier dans la mine et l'atelier, du malade à l'hôpital, du pauvre dans la maison de refuge, de l'aliéné dans l'asile, du condamné en prison. Elle suit le matelot à bord du navire, le soldat à la caserne, et l'émigrant dans sa patrie d'adoption au-delà des mers.

A cause de cette multitude d'applications, l'hygiéniste doit posséder à fond nombre de sciences diverses. Il doit être physiologiste et médecin pour étudier les causes et combattre les effets des maladies; chimiste, géologue et météorologiste; enfin il devrait être aussi architecte et ingénieur.

La conclusion immédiate de ce programme, c'est que *prévenir* vaut mieux que *guérir;* c'est que la prophylaxie doit avoir le pas sur la thérapeutique.

Notre très-sympathique et toujours très-regretté historien Michelet, dans cette page étincelante d'esprit et de vérité qu'il avait intitulée LA MER, exprime d'une manière poétique cette aspiration de la médecine moderne, quand il s'écrie :

La jouvence de l'avenir se trouve dans ces deux choses : une science de l'émigration, un art de l'acclimatation.

L'émigration, c'est-à-dire le déplacement, le voyage vers le soleil.

L'acclimatation, c'est-à-dire la mise en harmonie de l'organisme humain avec les influences extérieures qui l'environnent.

Mais une troisième chose, un troisième élément avait échappé au poëte historien, et cela n'est pas étonnant, car il écrivait en pleine lumière du midi, en face de la grande nature ; ce troisième élément, c'est l'étude des causes de nos maladies, l'étiologie, comme nous disons dans les Écoles.

Toutefois, cette étiologie, nous ne pouvons en sonder les profondeurs que dans les salles d'hôpitaux, au milieu de ces foyers meurtriers d'épidémies qui, à un moment donné, s'abattent comme des vampires sur nos armées en campagne, sur nos populations laborieuses, parmi les classes aisées elles-mêmes.

Sur ces champs de bataille, calme, sans être surexcité par l'odeur de la poudre et les péripéties de la mêlée, uniquement soutenu par le sentiment du devoir, le médecin sait braver une mort obscure souvent, glorieuse toujours !

Vous avez tous présents à la mémoire le nom de ces modestes et courageux praticiens (Regnault, Marandon, Cintrat, Carrère, Dubois), qui en plein Paris viennent de succomber aux atteintes de la diphthérie et de l'angine couenneuse, en voulant arracher aux mains de l'inexorable Parque de jeunes et frêles existences, l'espoir et la joie de leurs parents.

Mais, contraste plein de douleur et d'enseignements ; réalité impitoyable ! le praticien dévoué n'est plus, et des veuves, des enfants vivent désormais, sans appui, sans fortune, aujourd'hui en face de la gêne, demain peut-être en présence du besoin.

Ah ! si de pareils drames s'étaient présentés du temps de Molière, l'immortel comédien n'aurait pas fustigé de sa verve railleuse les Diafoirus et les Purgon de l'époque !

De nos jours, tous les efforts sont concentrés vers la prophylaxie ; la chirurgie elle-même se dit conservatrice, et nos plus célèbres maîtres s'enorgueillissent plus d'avoir pu sauver un membre brisé et meurtri, que d'en avoir pratiqué l'amputation immédiate.

Par conséquent, personne ne se préoccupe de ses intérêts personnels ; puisque chacun cherche, avant tout, à prévenir la maladie dans son évolution, à la circonscrire dans sa marche, à la combattre dans un foyer restreint.

Voilà le véritable et le seul rôle du médecin hygiéniste ; voilà la force et l'avenir de toutes les institutions qui doivent affirmer au grand jour le triomphe de l'hygiène.

Mais pénétrons au cœur de notre sujet.

Au mois de janvier de l'année dernière, je publiai dans le JOURNAL D'HYGIÈNE un assez long mémoire portant pour titre :

DES INSTITUTIONS QUI RÉGISSENT EN FRANCE L'HYGIÈNE PUBLIQUE. Dans ce travail que la section de médecine publique du Congrès international de Bruxelles avait accueilli avec autant d'intérêt que de bienveillance, je cherchais à démontrer :

D'une part, l'homogénéité, la logique, la simplicité des mesures qui ont présidé à l'organisation et à la coordination du système sanitaire de la France ; d'autre part, l'insuffisance et la valeur relativement minime des résultats obtenus.

Vous n'ignorez pas qu'il existe à Paris, auprès du Ministère de l'agriculture et du commerce, un Comité consultatif d'hygiène composé de médecins, d'administrateurs, se recrutant en grande partie par lui-même, et pour l'élément médical s'adressant tout naturellement aux sphères plus ou moins officielles de la Faculté et de l'Académie de médecine, de telle sorte qu'une même notabilité Parisienne peut figurer dans les trois comités ou conseils, résolvant ainsi, d'une manière pratique, le difficile problème d'avoir à sa disposition des journées de quarante-huit heures.

Pour rayonner autour de ce centre, le comité consultatif, dans chaque département, doivent fonctionner : un conseil central d'hygiène et de salubrité au chef-lieu, présidé par le préfet; et des conseils aux chefs-lieux d'arrondissements sous la présidence des sous-préfets.

D'après le décret organique de 1849, à chacun d'eux devaient se relier petit à petit des commissions cantonales.

Le programme d'études et les prérogatives des conseils sont nettement et logiquement formulés dans ce mémorable décret de 1849. Les membres en sont nommés par l'administration qui les recrute en proportion déterminée parmi les médecins, les ingénieurs, les chimistes, les pharmaciens et les vétérinaires.

Malheureusement en pratique le fonctionnement a laissé jusqu'ici beaucoup à désirer : une trentaine de préfectures à peine publient régulièrement des rapports annuels.

Le droit d'initiative manque aux membres du conseil; l'autorité pour imposer les décisions fait complètement défaut; les moyens d'exécution et de contrôle des délibérations n'existent pas; finalement les conseils généraux leur constituent parfois des budgets dérisoires (100 fr. par exemple, pour un département qui renferme 5 arrondissements).

Quant à la publicité efficace des travaux, à leur vulgarisation, à leur échange régulier sur tous les points de la France, il est inutile d'en parler. J'ai tenté quelques efforts dans ce sens par la création d'un organe spécial, mais le succès ne s'est pas toujours retrouvé au même diapason que le désir.

Il est cependant incontestable que la condition première du progrès, c'est une circulation plus harmonique des résu'tats et des faits scientifiques.

Semblable en tout point à la double circulation du sang dans le corps humain, la circulation des idées et des faits hygiéniques doit avoir pour centre ou cœur Paris, pour extrémités périphériques les diverses localités de la France où s'élabore la pensée.

Pendant la 1re étape, elle conservera la physionomie de son origine première; au cours de la seconde, comme le sang artériel, elle portera vers la périphérie l'activité et la vie, avec la consécration que donne l'autorité de la science.

N'ayant pas craint d'avouer un jour les difficultés de la tàche, et le peu d'empressement de la grande majorité des Présidents nés des conseils à nous transmettre les rapports officiels imprimés (je dirai entre parenthèses que les bureaux d'hygiène et de statistique de toutes les Capitales de l'Europe et des Etats-Unis nous envoient régulièrement leurs documents et leurs publications périodiques), je reçus, dis-je, de l'un de nos plus distingués collaborateurs de la Charente Inférieure, l'exposition de tout un plan de campagne pour conjurer le mal et combattre cette malencontreuse indifférence !

D'après M. Drouineau, de la Rochelle, il était urgent de :

« créer à Paris (centre intellectuel par excellence) une Société rayonnant sur toute la France, et traitant les questions

— 13 —

d'hygiène en dehors de toute attache administrative, deve-
nant ainsi le centre officieux et éclairé des hygiénistes de la
province. »

Presque aussitôt M. le Dr Maurin, de Marseille, me
faisait part :

« de l'idée qu'il caressait depuis longtemps, d'organiser une
Société nationale d'hygiène privée et publique, indépendante
aussi de toute attache administrative et officielle ; Société
scientifique ayant pour mission d'étudier les questions de
salubrité à ses heures, et comme elle l'entendrait. (1). »

Tout en reconnaissant la justesse de ces aspirations, je
crus devoir formuler quelques réserves, et mettre en re-
lief les objections que la Société rencontrerait indubita-
blement dans les régions de cette hygiène officielle, qui
seule, et très-commodément d'ailleurs, règne ici en souveraine maîtresse.

Quoi qu'il en soit, l'idée de MM. Drouineau et Maurin
frappa des esprits très-éclairés, et dès lors des adhésions
motivées commencèrent à affluer dans les bureaux de la
Rédaction, soit de la province, soit de l'étranger. Ceci se
passait aux mois de mars et d'avril 1876.

Je rappelle ces dates, non pas dans la pensée de récla-
mer une priorité aussi évidente que le soleil, et que de
mesquines animosités tenteraient en vain d'obscurcir, mais
pour vous démontrer que le programme et les statuts que
nous avons livrés récemment à la publicité, ont été lon-
guement médités, sérieusement étudiés, calmement dis-
cutés par des médecins, des hygiénistes, et des administrateurs de Paris et de la Province, tous aussi compétents
qu'autorisés.

Toutefois, avant de vous en faire connaître sommaire-

---

(1) L'idée d'une Société d'hygiène a été nettement promulguée par
lui en 1865. Voir brochure *Prophylaxie du choléra*, pages 42 et 43.

ment le sens général et la portée, je vous demande la
permission de traverser la Manche, et je vous prie de me
suivre, par la pensée et l'attention, dans une rapide excur-
sion à travers des institutions analogues de Londres.

La Société nationale de la Santé.

L'Association sanitaire des Dames.

L'Institut sanitaire de la Grande-Bretagne.

A tout seigneur, tout honneur, commençons par l'Association sanitaire des Dames. (Ladies sanitary Association).

En 1857, deux filles de la Reine d'Angleterre, la Princesse royale et la Princesse Marie-Adélaïde, acceptèrent
le patronage d'une œuvre philanthropique que quelques
Dames du grand monde fondaient à Londres, en vue *du
développement du bien-être physique et moral des masses*, et
pour mieux constater que ce n'était pas là une phrase
sonore, les premiers membres cherchèrent tout d'abord à
donner aux diverses classes de la société et spécialement
aux déshérités de la fortune, la connaissance élémentaire
des lois de la santé.

Le comité, composé de douze dames choisies parmi les
plus nobles par la |naissance, mais aussi par le cœur, fut
assisté par six médecins, portant les noms les plus juste-
ment honorés : les William Farr, les Richardson, les
Sutherland, etc.

Le but de l'association étant, comme je l'ai déjà rappelé,
la propagation des lois de l'hygiène, les moyens pour
l'atteindre consistaient :

1° Dans la rédaction et la publication de petites brochures
élémentaires (ce que nos voisins appellent *tracts*), sur des
sujets d'hygiène domestique (l'abus des boissons, le mauvais
air, avantages des vêtements chauds, l'air frais, le rôle du
savon, le lavage des enfants, etc., etc.).

2° La formation de bibliothèques populaires admettant

surtout les livres qui traitent d'hygiène et de bien-être social
(Le rôle de la femme dans la réforme sanitaire, les dangers
de chaque jour, les troubles du ménage, à qui la faute ?)

3° Enfin, l'organisation de conférences pratiques sur la
santé, les perfectionnements hygiéniques et l'économie domestique.

Les brochures (tracts) sont le signe distinctif de l'œuvre,
et disons le, ces petits opuscules rentrent dans les habitudes religieuses et sociales de la nation anglaise ; mais
ils sont ici plus particulièrement destinés à la classe pauvre, à laquelle on les distribue dans les Ecoles, les hôpitaux
et les réunions charitables.

Le dernier rapport officiel, qui nous a été transmis par la
zélée secrétaire Miss Rose Adams, constate pour l'année
1875 la vente de 76,000 exemplaires, ce qui porte à plus
d'un million le nombre total de tracts depuis la fondation
de la société.

L'association s'occupe activement de toutes les œuvres
moralisatrices, à un degré quelconque, persuadée que le
bien-être matériel et la propreté qui y conduit, sont les
premiers agents de tout progrès social.

Rien ne dispose au calme, à la confiance, comme le
confort qui règne au logis, si ce n'est le charme de l'intérieur, l'union des esprits et des cœurs, et voilà pourquoi
l'association fait grand cas, et avec juste raison, de ces
conditions de bonheur.

Convaincue aussi que cette tâche doit se partager entre
deux, elle intitule ces livrets populaires : *Troubles du
ménage ; à qui la faute ?*

Aux enfants qui n'ont pas de mères, elle ouvre des
asiles (nurseries) ; aux ouvriers, des cuisines publiques,
des établissements de bains, en leur procurant en outre
du combustible et des vêtements à bon marché.

Dernièrement plusieurs dames, frappées de quelques

inconvénients de la vie commerciale des jeunes filles dans certaines professions, de trop longues stations debout, d'un travail prolongé souvent pendant dix-sept heures, et du manque absolu de repos le dimanche, s'adressèrent au service médical de Londres, qui parvint, par une propagande active, à faire heureusement modifier cet état de choses.

L'association sanitaire des Dames a accompli dans son pays de grandes et nobles choses ; son appui moral s'est étendu en Suisse, en Italie et jusqu'en Australie ; la dernière exposition de Bruxelles a salué avec respect ses représentants.

Les Etats-Unis d'Amérique organisent à l'envi des institutions analogues, et la presse transatlantique à tous ses degrés ouvre largement ses colonnes aux idées nouvelles et à tous les faits qui, de près ou de loin, peuvent hâter leur marche progressive.

Ecoutez plutôt ce charmant dialogue auquel les rédacteurs du *The Sanitarian de New-York*, l'organe le plus autorisé de la science hygiénique, n'ont pas craint de donner la publicité la plus étendue.

HEALTH BETTER THAN WEALTH, santé vaut mieux que richesse.

Le petit Martin était un pauvre enfant sans père ni mère, qui glanait en vagabond ses repas de chaque jour. Un soir en rentrant au logis, il s'arrêta devant la porte d'une hôtellerie pour manger son morceau de pain sec ; à ce moment même arrivaient dans un brillant équipage, deux gentlemen dont l'un très-jeune, de l'âge de Martin.

Tout en grignotant sa croûte de pain, le petit mendiant porta instinctivement ses regards sur ses vêtements en lambeaux et sur les habits confortables des deux voyageurs, et se dit tout haut à lui-même :

« Grand Dieu, je changerais bien ma position contre celle du jeune seigneur ! »

Le vieux gentilhomme ayant répété à son pupille les paroles qu'il venait d'entendre, celui-ci fit signe à Martin de s'approcher de la voiture.

— Ainsi, petit garçon, vous plairait-il de changer votre place avec la mienne ? le voulez-vous réellement ?

— Je vous demande bien pardon, répond Martin, ce désir serait insensé !

— Je n'en suis nullement froissé, reprend le jeune homme, et je vous répète ma demande : Voulez-vous changer de position avec moi ?

— Vous plaisantez, monsieur, dit Martin ; qui pourrait envier le sort d'un pauvre diable, forcé de cheminer de longues heures pour trouver une croûte de pain.

— Parfaitement, reprend son interlocuteur, mais je n'en persiste pas moins à vous dire : Je vous donnerai tout ce que je possède en échange de tout ce que vous avez, et de tout ce que je n'ai pas.

Sans chercher à comprendre davantage cette singulière proposition, Martin de s'écrier : « Au fait, je veux bien changer de place avec vous. »

Le jeune homme descendit alors de voiture, mais en le voyant tout infirme, les jambes contournées, et soutenu par des béquilles, le teint jaune et maladif, Martin comprit bien vite que la santé valait mieux qu'une belle calèche.

— Et maintenant, ajouta avec mélancolie le jeune seigneur, voulez-vous changer avec moi ? Je donnerais toute ma fortune pour être aussi robuste que vous !

— Non, non, pour rien au monde, répondit Martin.

— J'aurais préféré naître pauvre, dit en s'éloignant le jeune voyageur, j'aurais voulu courir en liberté comme vous, mais puisque la Providence m'a condamné à rester infirme, je m'efforce de vivre heureux comme je suis, et toujours plein de reconnaissance envers Elle !

Pardonnez, mesdames et messieurs, cette petite digression, mais avant de quitter l'association sanitaire des Dames de Londres, laissez-moi vous citer la conclusion

2

d'un article que mon sympathique collaborateur Every Body, auquel j'ai emprunté plusieurs des détails qui précèdent, lui a consacré dans le *Journal d'hygiène*.

« A notre tour, qu'il nous soit permis comme hygiéniste et comme Français, d'appeler sur ces faits l'attention de nos concitoyens : Il est possible, il est probable même que notre appel ne sera pas entendu, et que, comme tant d'autres qui ont été adressés ici ou ailleurs, il éveillera dans les cœurs un écho bien vite affaibli par les regrets du passé, les soucis du présent, ou les préoccupations de l'avenir.

Ne nous décourageons pas cependant, modestes pionniers de l'avenir, apportons notre grain de sable à l'œuvre commune. A un jour donné, le cadran de la destinée qui marque l'heure de toutes les améliorations, apportera à notre beau pays les réformes sanitaires qui donneront à nos fils, la santé, le bien-être, armes si nécessaires à l'homme dans son grand combat contre toutes les difficultés de l'existence. »

Voilà dans un beau langage, des pensées aussi élevées que patriotiques et dont peut s'enorgueillir à bon droit tout notre Comité de rédaction !

La *National health's society*, Société nationale de la santé, poursuit le même but que la précédente, par des moyens identiques. Présidée par le duc de Westminster, elle compte dans ses rangs les noms les plus connus de l'aristocratie anglaise et les membres les plus influents du service sanitaire du royaume (officers of health) officiers de la santé publique.

Je me borne à vous citer ici le nom de quelques-uns des conférenciers de la dernière campagne, et le titre de ces conférences.

Dr CORFIELD. — Quel est le véritable ennemi de la maladie ?

Dr RAMSOME. — Des moyens de prévenir la propagation des épidémies ?

Révérend pasteur JONES. — Les maisons des pauvres à Londres.

Dr BRIDGE. — L'influence de la civilisation sur la santé.

C'est au mois de juillet 1876, que se produisit à Londres un fait considérable qui a exercé une influence prépondérante sur nos hésitations du premier moment, à l'endroit de la Société française d'hygiène.

Dans un meeting où figuraient, sous la présidence du duc de Northumberland, les notabilités hygiénistes du pays, étaient jetées les bases du *Sanitary Institute* de la Grande-Bretagne. Quelques jours après, le Dr Lory Marsh, son savant secrétaire, nous apportait à Paris l'une des premières épreuves des statuts élaborés par le comité d'organisation.

Au nom de ses collègues, il nous fesait connaître le vif intérêt que l'on prenait à Londres à la création en France d'une œuvre analogue.

Je dirai de suite que l'Institut de la Grande-Bretagne, s'est donné un programme très-vaste, et dont il serait complètement impossible d'adopter chez nous certaines dispositions ; ainsi, par exemple, les deux clauses suivantes :

Examens et délivrance de certificats de capacité, aux personnes et agents préposés à différents degrés, à la salubrité dans les districts sanitaires de la Capitale et des Comtés.

Demande au Parlement pour obtenir une charte d'incorporation, à l'effet d'intervenir dans toutes les mesures (réformes ou bills) soumis à sa sanction ; à l'effet aussi de pouvoir, à bon escient, éclairer en toute circonstance la religion des mandataires du pays.

De pareilles aspirations absolument en dehors de nos habitudes et de nos tendances administratives, seraient, tout au moins, considérées à Paris comme révolutionnaires.

Le terrain sur lequel nous pourrons suivre efficacement l'exemple de nos collègues d'Outre-Manche, se circonscrit dans des limites plus modestes, mais aussi plus pratiques.

Voici comment sont formulés les autres moyens d'action de l'Institut.

1° Installer au centre même de Londres un vaste local, où les membres pourront se réunir, et dans lequel ils trouveront toutes les ressources nécessaires d'études, de recherches, d'expérimentations et d'analyses. (Bibliothèques. — Laboratoires. — Collections. Exposition permanente d'appareils, de systèmes dans leurs applications respectives à l'hygiène privée et publique.)

2° Etablir des relations avec les institutions similaires des contrées étrangères, afin d'obtenir tous les renseignements et toutes les publications relatives à cette branche de nos connaissances humaines.

3° Fixer des réunions et des conférences à l'effet d'y étudier, discuter et résoudre les grands problèmes qui s'y rattachent.

En résumé, pour prendre un exemple au milieu de nous, et telle a toujours été notre première pensée, il s'agit de faire, pour l'hygiène en général, ce que la Société d'encouragement de Paris a fait, et si bien fait, pour l'industrie française.

Tel étant notre principal objectif, quels sont les termes et les dispositions qui en constituent pour ainsi dire la formule sommaire.

Art. 1ᵉʳ. — La Société française d'hygiène a pour but : l'étude la plus variée et la vulgarisation la plus large, des questions afférentes au bien-être de l'homme (individuel et social), et à la salubrité publique.

Art. 2. — Purement scientifique, elle fait un pressant appel à l'initiative privée.

Ses principaux moyens d'action sont les suivants :

1° Exposition en séances publiques des grandes questions d'hygiène d'intérêt général.

2° Examen et discussion en séances des comités, des questions posées par les conseils d'hygiène et de salubrité des départements.

3° Prix et encouragements pour la solution des problèmes mis à l'étude.

4° Publications fréquentes, et traités spéciaux à l'usage du plus grand nombre.

5° Conférences sur les questions d'actualité ; cours réguliers d'hygiène populaire.

6° Installation de laboratoires.

7° Bibliothèques.

8° Collections (instruments et appareils).

La Société a son siége à Paris.

Elle comprend des membres titulaires, des membres honoraires, des membres associés étrangers.

Art. 7. — Les Comités d'études, (la partie neuve et originale de l'œuvre), sont distribués en 6 groupes :

1° Comité d'hygiène privée ;

2° Comité d'hygiène publique, salubrité et police sanitaire ;

3° Comité de chimie appliquée à la médecine, à l'hygiène professionnelle et à l'industrie ;

4° Comité de climatologie et de météorologie ;

5° Comité de geologie et hydrologie (eaux minérales);

6° Comité de démographie et de statistique médicale ;

Je vous fais grâce, M. et M., des détails complémentaires, et je n'ajoute aucune réflexion à cette exposition un peu aride, mais toujours fidèle. Toutefois, il me paraît indispensable de vous signaler dès à présent quelques-uns des problèmes qui rentreront plus directement, plus opportunément, dans le cadre d'études des comités.

Prenons d'abord une question d'hygiène privée, et déterminons, si vous le voulez bien, dans une causerie familière, voire même anecdotique, l'influence prépondérante d'une bonne hygiène pour la conservation d'une parfaite santé.

J'entends parler, bien entendu, non pas de ces règles que l'on invoque à chaque instant d'une façon théorique, mais de ces applications pratiques, réelles, soigneusement exécutées et efficaces, qui dévoilent à l'observateur attentif le secret des succès, si enviés par nous autres allopathes, obtenus par les disciples d'Hannemann.

Ecoutez encore, je vous prie, cette petite anecdote que je vous garantis authentique parce que je l'ai consignée autrefois dans mes notes de voyage, sous la dictée du personnage qui fut le premier et le plus constant protecteur du médecin auquel je fais allusion, et qui est devenu plus tard professeur à la Faculté, Baron de l'empire et praticien célèbre.

Vers l'an 1770, à l'exemple de plusieurs autres de nos illustrations médicales, le jeune Antoine Dubois était arrivé à pieds à Paris, avec un mince bagage et une bourse légère, mais par contre avec un ardent amour du travail, beaucoup d'espérances dans l'âme, une énergie de fer dans la volonté.

Après avoir fait de brillantes études au collège Mazarin, il fut reçu docteur. Les nécessités impérieuses de la vie, lui ayant imposé de suite les premières et bien rudes épreuves de la pratique médicale, au lieu de se confiner dans un quartier populeux, le jeune docteur s'installa hardiment en plein faubourg Saint-Germain....

Nous sommes sous le Directoire, en l'an III de la République ; je renvoie à la Comédie française, un soir de représentation du *Lion amoureux*, de Ponsard, les personnes qui voudraient se faire une idée précise des mœurs et de la physionomie de la bonne société de l'époque. Je me borne à rappeler que le luxe, les plaisirs, le jeu y étaient parvenus à leur apogée.

Les élégantes jouaient un grand rôle dans cette vie fiévreuse et toute factice. Réceptions de boudoir vers 3 heures de l'après-midi ; promenade au bois de 5 à 6 heures ; dîner

de cérémonie à 8 ; théâtre et bal en toilettes très-décolletées ;
puis après minuit longue séance autour du tapis vert, avec
les émotions que comporte la dame de pique.

Voilà le programme d'une journée bien remplie ; le suprème
du genre, c'était de pouvoir la faire suivre, dans des conditions analogues, d'une seconde, d'une troisième, ainsi de
suite.

Inutile, je pense, de vous démontrer la pauvreté de sang,
l'épuisement de force vitale que devait amener ce genre de
vie.

On dénomma à ce moment VAPEURS, ces désordres morbides, on les dirait aujourd'hui anémies, névroses, ou nervo-
sisme.

Le mot peut varier, les accidents sont sans cesse les
mêmes. Toujours est-il que les vapeurs étaient bien portées
par ces dames, mais que cela ne fesait pas toujours les af-
faires des maris !

L'un d'eux, personnage officiel très-estimé, eut un jour la
fantaisie d'aller consulter Dubois, qui prit l'engagement for-
mel d'obtenir la guérison dans un espace de six semaines,
à la seule condition que ses prescriptions seraient reli-
gieusement suivies pendant cette période de temps.

Je passe sous silence les détails du traitement ; l'attirail
pharmaceutique était des plus simples : une potion nulle
ment désagréable, à prendre par cuillerées, à certaines heures
de la journée et de la soirée ; mais ces heures coïncidaient
précisément avec les heures des bals, des soupers, des par-
ties de lansquenet. Madame se rétablit promptement ; dans le
délai convenu, elle avait reconquis son bon appétit, sa fraî-
cheur, son entrain d'autrefois.

Quelle était donc cette potion souveraine ? me direz-vous.

C'était là le secret du praticien.

Le protecteur sus-nommé, ayant tenté plusieurs fois, mais
en vain, d'en connaître la formule, résolut de recourir à un
assez innocent stratagème.

Un jour il se dit souffrant et retient à dîner dans ses petits
appartements son ami Dubois Sous prétexte d'avoir l'avis du
médecin sur le choix de sa boisson ordinaire, il fait servir ses

vins les plus vieux et les plus renommés. Au cours de la conversation, le personnage insiste complaisamment sur son incrédulité dans les ressources de l'art, et sur son peu de confiance, dans ses apôtres. Bref, il aiguillonne si bien l'amour-propre de son convive, que celui-ci piqué au vif, quelques petites rasades aidant, rappelle les succès qu'il a obtenus, grâce à la régularité de prescriptions hygiéniques sévères, en administrant de l'eau de Seine légèrement teintée en rose par le jus filtré de quelques fraises des bois.

L'amphytrion protecteur se déclara désarmé et convaincu ; aussi pendant une longue et verte vieillesse, ne s'est-il jamais départi des règles d'une vie régulière et calme, d'une diététique modérée, d'une sage activité du corps et de l'intelligence.

Avant de quitter ce terrain de l'anecdote, permettez-moi de rappeler à votre souvenir les derniers moments d'un professeur célèbre du siècle passé.

Voyant autour de son lit de chers collègues anxieux et tristes : « Ce qui me console, dit-il, c'est de laisser après moi deux grands médecins, » et comme chacun des assistants s'attendait à voir prononcer son nom ; oui, ajouta-t-il, deux grands médecins : la diète et l'eau.

L'apostrophe était de nature à faire froncer le sourcil des confrères désappointés, mais elle constatait, d'une manière péremptoire, les bienfaisants effets de la médecine expectante et de l'hygiène individuelle.

Pénétrons actuellement dans le domaine de l'hygiène publique, et disons quelques mots de cette question toute d'actualité, l'isolement des malades dans les affections contagieuses.

Nul de vous n'ignore que la variole, la fièvre typhoïde et la diphthérie ou angine couenneuse, frappent à coups redoublés sur la population malade de nos grands établissements hospitaliers.

La Société médicale de Paris a jeté depuis longtemps

le cri d'alarme, en demandant des mesures promptes et
radicales ; mais sa voix, comme celle de l'apôtre, n'a pas
trouvé d'écho dans les bureaux de l'assistance publique.
Vox clamantis in deserto.

Méditez plutôt ces extraits transcrits littéralement,
d'après le rapport de la Commission des maladies ré-
gnantes (1er trimestre 1877).

« Je ne veux, cette fois, écrit un savant confrère au savant
rapporteur, ni perdre mon temps, ni abuser du vôtre, en
cherchant à pénétrer le mystère qui enveloppe, pour le moment, les projets de construction des salles d'isolement pour
les diphthériques. Je me borne à constater que ces salles ne
sont pas construites à Sainte-Eugénie, qu'aucun préparatif
n'annonce des travaux prochains, et que la diphthérie con-
tinue à frapper dans les salles des enfants qu'elle n'aurait
pas atteints, sans doute, si d'autres états morbides ne les
avaient forcément conduits à l'hôpital. »

« Les plans établis par l'administration de l'Assistance
publique, écrit un autre confrère, acceptés par tous les médecins de l'hôpital de Sainte-Eugénie, sont refusés à la Ville
sous prétexte de perfectionnements. Aujourd'hui, on recom-
mence des études, et en attendant, les enfants meurent con-
tagionnés.

« Il faut que ces faits soient connus pour qu'on y porte re-
mède. »

Oui, sans doute, il faut éclairer l'opinion publique, et
ce rôle ne peut mieux convenir qu'à une Société libre de
toute attache officielle, émettant ses opinions dans toute
l'indépendance de sa bonne foi et de sa science !

Et pendant que l'Administration hospitalière hésite, et
que la Ville étudie, savez-vous bien comment les choses
se passent en Hollande, par exemple, et en Angleterre ?

Prêtez-moi encore quelques instants d'attention.

« Depuis 1873, m'écrit le Dr Egeling, de La Haye, nous
avons une loi qui ordonne qu'une maison dans laquelle il se

présente une maladie contagieuse, sera marquée par les soins de l'autorité municipale, d'un écriteau portant les mot affection contagieuse, avec le diagnostic de la maladie. »

« D'autre part, la loi de 1865, sur l'exercice de la médecine, oblige le praticien à prévenir l'inspecteur de la police sanitaire de la Province, dès qu'un cas de maladie contagieuse se présentera dans sa clientèle. »

En Angleterre, le *the sanitary act* stipule que les personnes atteintes d'affections contagieuses, doivent être isolées aussi bien dans les établissements hospitaliers que dans leurs habitations privées. Dans ces diverses circonstances, les chambres qui ont abrité les malades doivent être immédiatement désinfectées.

Aussi nos voisins ont-ils créé des agents ou préposés à la salubrité sous le nom de *public desinfectors*. Ils portent d'habitude des blouses et des pantalons de toile, afin de protéger leurs vêtements ordinaires contre l'action des germes contagieux dont ils sont entourés. Equipés de la sorte, ils se mettent en route traînant après eux une large voiture à bras hermétiquement fermée.

Une fois arrivés dans la chambre du malade mort de variole ou de typhus, ils éloignent tous les membres de la famille et procèdent à leurs opérations.

Les vêtements, les objets de literie, les tentures, sont placés et enfermés dans la voiture, pour de là être portés dans le local où fonctionnent les fourneaux de désinfection. La purification s'effectue dans une atmosphère de 280 degrés Farenheit (140 degrés centigrades).

Quant aux parois de la chambre même, elles sont soumises ainsi que le restant des meubles à des procédés de lavage et de fumigation, de nature à détruire sur place toutes traces de germes infectieux.

Dois-je ajouter que l'isolement des malades, considéré comme moyen de prévenir les affections contagieuses, était déjà recommandé du temps de Moïse.

Si l'heure n'était pas aussi avancée, j'aurais voulu interroger avec vous le code hygiénique du grand législateur hébreux. Vous seriez étonné de la logique des lois qu'il a édictées. Dernièrement, mon savant ami et collègue du *British Medical*, le Dr Ernest Hart, a fait à Londres, sur ce sujet, deux conférences chaleureusement applaudies par un auditoire d'élite.

Les lois de Moïse avaient été codifiées de la façon suivante :

1° Pureté de l'air, du sol et de l'eau ;

2° Isolement complet de toute maladie contagieuse ou infectieuse ;

3° Hygiène personnelle.

Dans le premier chapitre nous trouvons cet axiome que devraient bien méditer tous les ingénieurs modernes :

La pluie à la rivière ; le drainage au sol.

Les précautions hygiéniques pour les cadavres étaient des plus rigoureuses.

La sainteté de la mort proclamée par les rites religieux attirait le respect de tous, mais physiquement parlant, le cadavre devenait impur, souillait ceux qui le touchaient et était séparé des vivants.

Il fallait se laver après l'avoir touché, et le linge qui l'enveloppait devait être purifié aussi bien que les vases qui se trouvaient dans sa chambre.

Les enterrements avaient toujours lieu en dehors de la ville, et suivaient les décès de très-près, car il était défendu aux parents du mort de laisser son cadavre passer la nuit dans Jérusalem.

La cruauté de pareilles inhumations était plus apparente que réelle, car le cadavre était déposé dans un cercueil ouvert et soigneusement surveillé pendant plusieurs jours, jusqu'à ce que la décomposition fût survenue ; ainsi disparaissait tout péril d'inhumation précipitée.

Le cimetière se trouvait à une distance de 150 mètres au moins de la ville, et son terrain toujours choisi sur un sol rocheux et bien drainé.

Les animaux féroces ne pouvaient en approcher, et il était défendu d'y enterrer trop de monde à la fois.

En toute conscience, notre civilisation moderne s'impose-t-elle toujours d'aussi sages conditions?

L'isolement des maladies contagieuses était aussi expressément recommandé par les lois de Moïse.

Le type de ces sortes d'affections était, pour les Hébreux, « la lèpre. »

« Pendant tout le temps qu'il sera lépreux et impur, il demeurera seul hors du camp. » LÉVITIQUE, chapitre 13.

« Ordonnez aux enfants d'Israël, de chasser du camp, tout lépreux, ou qui sera devenu impur pour avoir touché un mort. » NOMBRES, chapitre 5.

Au chapitre 19, nous voyons prescrire l'usage des bains, le lessivage des vêtements, et la désinfection par le charbon animal; par le charbon animal! des siècles entiers de découvertes ne nous ont pas apporté d'agent chimique qui lui soit supérieur dans la majorité des circonstances.

Enfin, dans certains cas, nous voyons pratiquer le grattage des murs, et la destruction par le feu des vêtements contaminés (LÉVITIQUE, chap. 13).

Ces prémisses étant données, vous ne serez pas étonnés de m'entendre proclamer les résultats biologiques suivants :

— Prédominance, dans une assez forte proportion, des naissances mâles chez les Juifs.

— Immunité remarquable contre les maladies infectieuses, les convulsions des enfants, les affections chroniques des voies respiratoires.

— Michel Lévy nous apprend que la durée moyenne

de la vie, chez les Juifs, excède d'au moins cinq ans celle des chrétiens, en France (48 ans pour les premiers, 36 ans pour les seconds).

— Plus grande rareté du suicide; nombre moins considérable d'enfants naturels.

« Il y a dans leur caractère, s'est écrié M. E. Hart, une certaine sérénité d'esprit qui provient d'une foi profonde et d'une inaltérable confiance dans la Providence. »

Parmi les problèmes qui s'imposeront au Comité d'hygiène publique, se placera en première ligne l'assainissement de la Seine, et l'utilisation méthodique des eaux d'égout de la Capitale.

Le Comité de démographie verra se dresser devant lui les graves questions :

— De la mortalité excessive des nouveau-nés;

— De la diminution de la population ;

— De la prétendue dégénérescence des races latines.

Je ne pousserai pas plus loin cette énumération d'études et de recherches de la plus haute importance.

Un dernier mot avant de nous séparer.

Dans ces temps si rudes et si saccadés, encore au lendemain de désastres immérités, alors que les sociétés européennes tressaillent sur leurs vieilles assises, au moment où le canon gronde dans de lointaines contrées, que nous voudrions tous savoir plus lointaines encore; c'est un spectacle bien doux et bien consolant que de voir nos générations françaises se recueillir dans l'étude et dans la science, pour se préoccuper du bien-être individuel et de la prospérité générale, en jetant les bases d'institutions qui sauront défier l'action corrosive du temps et des bouleversements politiques !

« Laissez les petits enfants venir à moi, » s'écriait le divin Maître sur le seuil du temple de Jérusalem.

Laissez vos maris, vos frères, vos amis, vous dirons-nous, Mesdames, vous toutes qui occupez une si large place dans notre existence de lutte et de labeur, laissez-les s'enrôler sous la bannière de la Société française d'hygiène. Elle porte inscrit en lettres d'or le mot d'ordre de l'empereur romain :

LABOREMUS. — *Travaillons sans relâche.*

Si le but de la Société est noble, ses moyens d'action sont aussi salutaires que puissants, car elle veut avant tout :
Elever l'intelligence par l'étude et les recherches.
Moraliser le cœur par la réalité et la certitude du bien accompli.
Donner à la vie de tous les jours le mobile le plus élevé, en se rendant utile et à soi-même et à ses semblables.

STATUTS

CHAPITRE PREMIER.

But de la Société.

Art. 1er. — La Société française d'hygiène a pour but l'étude la plus variée, et la vulgarisation la plus large, des questions afférentes au bien-être de l'homme (individuel et social) et à la salubrité publique.

CHAPITRE II.

Les moyens d'action.

Art. 2. — Purement scientifique, elle fait un pressant appel à l'initiative privée.

Ses principaux moyens d'action sont les suivants :

1° Exposition en séances publiques des grandes questions d'hygiène d'intérêt général ;

2° Examen et discussion en séances des Comités, des questions posées par les Conseils d'hygiène et de salubrité des départements ;

3° Prix et encouragements pour la solution des problèmes mis à l'étude ;

4° Publications fréquentes, et traités spéciaux à l'usage du plus grand nombre ;

5° Conférences sur les questions d'actualité ; cours réguliers d'hygiène populaire ;

6° Installation de laboratoires (d'analyses et de recherches)

7° Bibliothèque comprenant les ouvrages spéciaux sur toutes les branches de l'hygiène ;

8° Collections (instruments, appareils, modèles afférents à l'hygiène et à la salubrité).

CHAPITRE III.

Son siége et sa composition.

ART. 3. — La société a son siége à Paris.

ART. 4. — Elle se compose de :

a. Membres titulaires ;

b. Membres honoraires ;

c. Membres associés étrangers.

a. Pour devenir membre titulaire de la Société, il faut être présenté par l'un de ses membres, et reçu par le Conseil d'administration, en s'engageant à payer une cotisation annuelle de 12 francs.

b. Le titre de membre honoraire est conféré par le Conseil d'administration aux membres titulaires qui auront rendu des services à l'œuvre, et dont le patronage aura été jugé utile pour son avenir.

c. Le titre de membre associé étranger est conféré de même par le Conseil d'administration sur demande écrite, contresignée par un membre du conseil, avec engagement d'acquitter un droit de diplôme.

La Société s'affilie au titre de membre honoraire pour la France, de membre associé étranger, pour les autres contrées, les corps savants ou sociétés s'occupant du même ordre de travaux qu'elle.

Les membres titulaires et honoraires pourront être autorisés par le Conseil d'administration à remplacer leur cotisation annuelle par le versement, une fois fait, pour leur vie entière, d'une somme de 200 francs.

CHAPITRE IV.

Rôle et prérogatives du Conseil d'administration.

Art. 5. — Le Conseil d'administration écrit et agit au nom de la Société :

a. Il convoque les séances générales, les séances ordinaires, les réunions de comités et d'études aussi souvent qu'il le juge nécessaire.

b. Il admet les personnes qui demandent à faire partie de la Société dans l'une des trois catégories indiquées plus haut (titulaire, honoraire, associé étranger).

c. Il répartit les membres dans les divers comités, d'après leurs aptitudes et la nature de leurs travaux.

d. Il autorise, sur le rapport des présidents des divers comités, les dépenses indispensables pour remplir l'objet de leur mission.

e. Il élit à la majorité absolue les membres du Conseil pour remplir les vacances survenues dans son sein.

f. Il rend compte, en assemblée générale, de la marche et de la gestion de l'œuvre.

g. Il désigne les membres du Conseil qui doivent faire partie de la Commission des finances et de la Commission de publicité.

CHAPITRE V.

Composition du Conseil d'administration et du Bureau.

Art. 6. — Le Conseil d'administration est composé des membres du bureau, des présidents des comités d'études, des conseillers nommés en assemblée générale. Ceux-ci sont au nombre de vingt, dont dix résidant à Paris.

Le bureau se compose de :

Un Président ;
Quatre Vice-Présidents ;
Quatre Secrétaires ;
Un Trésorier ;

Un Chef de Laboratoires ;
Un Bibliothécaire ;
Un Conservateur des collections.

CHAPITRE VI.

Répartition des Comités d'études.

Art. 7. — Les comités d'études sont distribués en six groupes :

1° Comité d'hygiène privée ;

2° Comité d'hygiène publique, de salubrité et de police sanitaire ;

3° Comité de chimie appliquée à la médecine, à l'hygiène et à l'industrie ;

4° Comité de climatologie et de météorologie ;

5° Comité de géologie, minéralogie et hydrologie ;

6° Comité de démographie et de statistique médicale ;

Les Comités élisent à la majorité des suffrages leur président et leur secrétaire.

CHAPITRE VII.

Recettes et dépenses.

Art. 8. — Les recettes de la Société sont représentées par :

a. Les cotisations annuelles et les exonérations ;

b. Les droits de diplômes pour les membres associés étrangers (20 francs) ;

c. Les dons volontaires et allocations accordées à un titre quelconque pour recherches ou études ;

d. Le produit des publications et des conférences.

Art. 9. — Les dépenses comprennent :

a. Les frais de loyer, de bureau, d'employés, etc.

b. La publication des Bulletins de la Société ;

c. Les encouragements, récompenses, prix, accordés aux recherches et aux publications ;

d. Les jetons de présence aux membres des comités d'études ;

e. Les frais pour acquisition d'instruments, de livres, d'appareils nécessités par l'installation des laboratoires, bibliothèques, collections.

CHAPITRE VIII.

Attributions du Président.

Art. 10. — Le Président représente la Société et dirige les travaux du Conseil, ceux des bureaux, ceux des comités d'études.

Il convoque, avec l'assentiment du bureau, les membres du Conseil d'administration, et fixe les réunions ordinaires et extraordinaires.

CHAPITRE IX.

Art. 11. — Les statuts pourront être révisés sur la demande de dix membres de la Société.

Art. 12. — Un règlement intérieur, élaboré par les soins du Conseil d'administration, et soumis à l'approbation de l'Assemblée générale, fixera les attributions précises de toutes les personnes qui doivent concourir à la prospérité de l'œuvre.

Art. 13. — Les séances de la Société seront mensuelles.

Lus et approuvés en séance générale, le 7 mai 1877,

Le Président :
A. Chevallier,
de l'Académie de Médecine.

Les Secrétaires :
Ch. Saffray, A. Joltrain, de Pietra Santa.

A. Parent, imprimeur de la Faculté de Médecine, rue M.-le-Prince, 31.